BEI GRIN MACHT SICH IHR WISSEN BEZAHLT

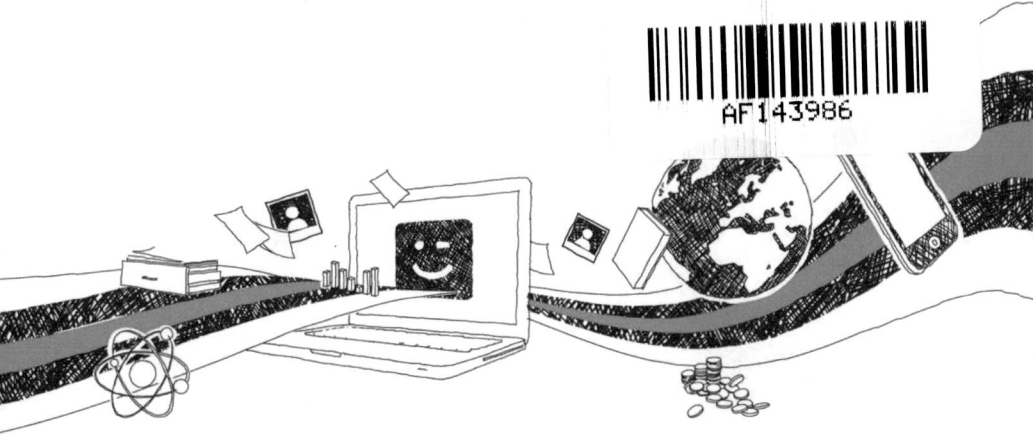

AF143986

- Wir veröffentlichen Ihre Hausarbeit,
  Bachelor- und Masterarbeit

- Ihr eigenes eBook und Buch -
  weltweit in allen wichtigen Shops

- Verdienen Sie an jedem Verkauf

Jetzt bei www.GRIN.com hochladen
und kostenlos publizieren

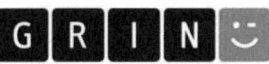

Abrechnungssysteme bei ambulanten und belegärztlichen Operationen. Eine Untersuchung anhand von Fallstudien

Bibliografische Information der Deutschen Nationalbibliothek:

Die Deutsche Nationalbibliothek verzeichnet diese Publikation in der Deutschen Nationalbibliografie; detaillierte bibliografische Daten sind im Internet über http://dnb.d-nb.de abrufbar.

ISBN: 9783346890085
Dieses Buch ist auch als E-Book erhältlich.

Druck und Bindung: Books on Demand GmbH, Norderstedt Germany
Gedruckt auf säurefreiem Papier aus verantwortungsvollen Quellen

Das vorliegende Werk wurde sorgfältig erarbeitet. Dennoch übernehmen Autoren und Verlag für die Richtigkeit von Angaben, Hinweisen, Links und Ratschlägen sowie eventuelle Druckfehler keine Haftung.

Das Buch bei GRIN: https://www.grin.com/document/1363897

Abrechnungssysteme

Fallstudie

Ambulante und belegärztliche Operationen

Studiengang

Bachelor of Arts (B.A.) Gesundheitsmanagement

Abgabedatum

30.11.2022

Abkürzungsverzeichnis

↔ - Seitenangabe nötig

€ - Euro

Ø – nicht/gar nicht

CCL – Komorbidität und Komplikation Level

DKG – Deutsche Krankenhausgesellschaft

DRG – Diagnosebezogene Fallgruppen

EBM – Einheitlicher Bewertungsmaßstab

GKV – Gesetzliche Krankenversicherung

GOP – Gebührenordnungsposition

ICD – Internationale statistische Klassifikation der Krankheiten und verwandter Gesundheitsprobleme

IGeL – Individuelle Gesundheitsleistungen

InEK – Institut für das Entgeltsystem im Krankenhaus

i.V.m. – in Verbindung mit

Kap. – Kapitel

KBV – Kassenärztliche Bundesvereinigung

KH – Krankenhaus

MDC – Major Diagnostic Cotegory

Nr. – Nummer

OP – Operation

OPS – Operationen- und Prozeduren Schlüssel

Std. – Stunde(n)

Tab. – Tabelle

Pat. – Patienten

PCCL – Patient Clinical Complexity Level

Pkt. – Punkte

ÜW – Überweisung

Abbildungsverzeichnis

Einleitung

Nachfolgend verwendete Daten wurden aus dem EBM-Katalog (EinheitlicherBewertungsMassstab) der Kassenärztlichen Bundesvereinigung (KBV) und dem Institut für das Entgeltsystem (InES) im Krankenhaus sowie dem DRG-Webgrouper entnommen. Alle Zahlen und Daten beziehen sich auf das Jahr 2022, mit einer fiktiven Person als Pat. (weiblich, 32 Jahre alt). Mit diesen Daten als Grundlage wurden dann die vorgegebenen ambulanten sowie belegärztlichen Operation ausgewertet.

Die GKVen (GesetzlicheKrankenVersicherung) und die Politik sehen die Ausgabenstabilität durch die steigenden Fallzahlen im Krankenhausbereich gefährdet. (Klauber & Leclerque, 2012) Die Ausgaben für die Gesundheit und insbesondere die Ausgaben für den Krankenhaussektor, stehen besonders im Interesse der GKVen diese stabil zu halten, da die möglichen Gesamtausgaben durch die Beiträge der Versicherten begrenzt sind. Krankenhäuser legen den Wert darauf Pat. einerseits bedarfsgerecht zu versorgen andererseits aber auch eine leistungsgerechte Vergütung zu erhalten.

Dem Diagnosis Related Groups (DRG)-System wird nachgesagt, dass es finanzielle Anreize zulässt und die Mengendynamik nicht allein durch die demografische Entwicklung erklärt werden kann. (RWI, 2012)

Die Klassifikation findet statt durch die Zuordnung der Diagnosen und Fallgruppen zu den dazugehörigen DRG. Im Jahr 2022 stehen insgesamt 1292 DRG für stationäre Krankenhausleistungen zur Verfügung. Das Relativgewicht ist die relative Kostengewichtung auf eine Bezugsleistung. Jede DRG hat daher eine anderes Relativgewicht, da jede Behandlung andere Kosten mit sich bringt. Das InEK ermittelt das Relativgewicht und legte diese fest. Mit den DRG können Krankenhausleistungen abgerechnet werden, da die Multiplikation eines Relativgewichts mit dem Basisfallwert eine Fallpauschale ergibt. Diese Fallpauschale wird durch die GKV vergütet wird und stellt den Erlös dar, welches das KH erhält. (Behrends, 2013) Die Deutsche Krankenhausgesellschaft (DKG) und der Spitzenverband der GKV gründeten das InEK zur Weiterentwicklung des Fallpauschalenkatalogs. Um die Anwendung des Systems zu vereinheitlichen und die Gefahren von Manipulationen zu begrenzen, wurden Kodierrichtlinien für die Festlegung von Diagnosen und Prozeduren aufgestellt. (InEK , Wir über uns, 2012) Der Fallerlös, der zwischen dem KH und den Vertragsparteien (alle derzeitigen GKV) prospektiv für das folgende Kalenderjahr vereinbart wurde, soll die Kosten des laufenden Betriebes decken. Darunter fallen unter anderem Personal-, Infrastruktur- und Sachkosten.

In der vorliegenden Fallstudien – Aufgabenstellung wird auf das Erlöspotenial und die Abrechnung ambulanter und belegärztlicher Operationen näher eingegangen.

Die DRG setzt sich aus der Nebendiagnose (CCL- Komorbidität und Komplikation Level), der Hauptdiagnose (MDC – Major Diagnostic Cotegory) und der OPS (Operation und Prozeduren) zusammen.

1. Diagnostische Arthroskopie: Hüftgelenk

Bei der nachfolgenden genannten Tabelle sind die OPS-Kodierungen von 2022 aufgeführt. Stand November 2022

Hierbei handelt es sich um die 1-697.6, die in der Kategorie E2 eingeordnet werden. Die OP-Leistung wird über die GOP 31142 oder GOP 36142 abgerechnet. Dieses kann sowohl für ambulante als auch für belegärztliche Operationen verwendet werden und ist kostenabhängig vom Alter des Pat. Die Kosten hierfür betragen laut KBV für 2022 131,70 €, im EBM-Katalog. Für die postoperative Überwachung wird die GOP 31503 von Operateur oder Anästhesist verwendet. Bei der komplikationsfreien Überwachung, betragen die Kosten für 2022 54,98 €, laut KBV im EBM-Katalog. Hier ist es wichtig den OPS-Kode mit aufzuführen sowie eine Begründung bei Revisionen und Zweiteingriffen innerhalb von drei Tagen anzugeben.

Bei der postoperativen Behandlung kommt es darauf an, wer die OP durchgeführt hat. Wenn der Operateur einen Überweisungsschein zu einem Hausarzt ausstellt, ist dieser mit der GOP 31600 abzurechnen. Der Operateur selbst kann auch die Nachbehandlung abrechnen über GOP 31615, dies ist nur ab dem Folgetag der OP zu berechnen. Anderenfalls erhält der Operateur keine Vergütung über diese erbrachte Leistung. Diese kann nur einmalig im Zeitraum von 21 Tagen nach Erbringung einer Leistung abgerechnet werden. GOP 31614 zählt zu der Nachbehandlung per Überweisung und die GOP 31615 fällt unter die Nachbehandlung durch den Operateur. Der Operateur muss auf dem ÜW-Schein die GOP und den OP-Tag mit angeben.

Die Narkose wird auch entweder durch Operateur oder Anästhesisten abgerechnet.

Erfolgen mehrere operative Prozeduren unter einer Diagnose und/oder über einen gemeinsamen operativen Zugangsweg, so kann nur der am höchsten bewerte Eingriff vergütet. (vgl. KVS-Sachen)

Diagnostische Arthroskopie des Hüftgelenk als ambulante OP, erzielt einen Gesamterlös von 251,52 Euro. Dieses errechnet sich aus dem Relativgewicht von 0,656 Pkt. multipliziert mit dem Basisfallwert von 383,42 € aus Baden – Württemberg.

- Rechenweg: DRG I24Z: 0,656 x 383,42 € = 251,52 €

Bei einer durchschnittlichen Verweildauer von 2,34 Tagen und multipliziert mit 0,797 Pflegeerlös pro Tag, multipliziert mit 200 € Pflegeentgeltwert (von Juli 2022 bis Dezember 2022). Ergibt dieses einen Pflegeentgeltwert von 373 €

- Rechenweg: 2,34 x 0,797 x 200 € = 373,996€

OPS 2022	Seite	Bezeichnung OPS 2022	Kategorie	OP-Leistungen	Überwachung	Nachbehandlung Überweiser	Nachbehandlung Operateur	Narkose
1-697.6	↔	Diagnostische Arthroskopie: Hüftgelenk	E2	31142/36142	31503/36503	31614	31615	31822/36822
Abschnitt		31.1 Präoperative Leistungen	31.2 / 36.2 Ambulante/Belegärztliche OP		31.3 / 36.3 Postoperative Überwachung	31.4 Postoperative Behandlung		31.5 / 35.5 Anästhesie
Berechtigte		Ärzte nach Kap. 3 und 4	Operateur (Genehmigung erforderlich)		Entweder Operateur oder Anästhesist	Entweder durch Operateur oder auf Überweisung	Entweder Operateur oder Anästhesist	
Leistungen		GOP 31010 bis 31012 (altersabhängig) Auch zur Vorbereitung belegärztlicher Operationen zulässig	GOP 31142 Bei mehreren OP ist nur der höchstbewertete Eingriff berechnungsfähig.		GOP 31503 Dauer von mehr als 2 Std. – GOP 01910 Dauer von mehr als 4 Std. – GOP 01911 Infusion – GOP 02100 Beobachtung und Betreuung – GOP 05350	GOP 31614 oder GOP 31615 (Nachbehandlungskomplex Operateur oder weiterbehandelter Arzt) Nicht am OP-Tag berechnungsfähig	Fakultativer Leistungsinhalt: Anästhesien nach der GOP 05320 Leistungen in derselben Sitzung / Leistungen im Behandlungsfall: GOP 02100, GOP 0320, GOP 02321, GOP 02322, GOP 02323, GOP 02330	
Leistungsausschlüsse		Gemäß Anmerkung zu den GOP	Präambel 31.2.1 Nr. 8 i.V.m Präambel Anhang 2 Nr. 5 und 6 (Zeitraum von 3 Tagen) und die Präambel 36.2.1		Präambel 31.3 / 36.3; gemäß Anmerkung zu den GOP	Gemäß Anmerkung zu den GOP (Zeitraum 21 Tagen)	Gemäß Anmerkung zu den GOP	
Kosten		5 – 18 Jahre 16 € 19 – 54 Jahre 12,84 € 55 – 75 Jahre 16,67€ Ab 76 Jahren 22,53 €	131,70 €		54,98 €	19,15 € - GOP 31614 12,28 € - GOP 31615	151,64 € - GOP 31822 90,92 € - GOP 36822	

ICD	OPS	MDC	DRG	PCCL
M 24.15	1-697.6	08	I24Z	0

Tabellarische Darstellung 1

2. Exzision und Destruktion von (erkranktem) Gewebe von Nerven: Nerven Fuß

Bei der nachfolgenden genannten Tabelle sind die OPS-Kodierungen von 2022 aufgeführt. Stand November 2022

Hierbei handelt es sich um die 5-041.9, die in der Kategorie O2 eingeordnet werden. Die OP-Leistung wird über die GOP 31142 oder GOP 36142 abgerechnet. Dieses kann sowohl für ambulante als auch für belegärztliche Operationen verwendet werden und ist kostenabhängig vom Alter des Pat. Die Kosten hierfür betragen laut KBV für 2022 166,51 €, im EBM-Katalog. Für die postoperative Überwachung wird die GOP 31503 von Operateur oder Anästhesist verwendet. Bei der komplikationsfreien Überwachung, betragen die Kosten für 2022 54,98 €, laut KBV im EBM-Katalog. Hier ist es wichtig den OPS-Kode mit aufzuführen sowie eine Begründung bei Revisionen und Zweiteingriffen innerhalb von drei Tagen anzugeben.

Bei der postoperativen Behandlung kommt es darauf an, wer die OP durchgeführt hat. Wenn der Operateur einen Überweisungsschein zu einem Hausarzt ausstellt, ist dieser mit der GOP 31600 abzurechnen. Der Operateur selbst kann auch die Nachbehandlung abrechnen über GOP 31615, dies ist nur ab dem Folgetag der OP zu berechnen. Anderenfalls erhält der Operateur keine Vergütung über diese erbrachte Leistung. Diese kann nur einmalig im Zeitraum von 21 Tagen nach Erbringung einer Leistung abgerechnet werden. GOP 31614 zählt zu der Nachbehandlung per Überweisung und die GOP 31615 fällt unter die Nachbehandlung durch den Operateur. Der Operateur muss auf dem ÜW-Schein die GOP und den OP-Tag mit angeben.

Die Narkose wird auch entweder durch Operateur oder Anästhesisten abgerechnet.

Erfolgen mehrere operative Prozeduren unter einer Diagnose und/oder über einen gemeinsamen operativen Zugangsweg, so kann nur der am höchsten bewerte Eingriff vergütet. (vgl. KVS-Sachen)

Diagnostische Arthroskopie des Hüftgelenk als ambulante OP, erzielt einen Gesamterlös von 696,29 Euro oder 442,85 Euro. Dieses errechnet sich aus dem Relativgewicht von 1,816 Pkt. oder 1,155 Pkt. multipliziert mit dem Basisfallwert von 383,42 € aus Baden – Württemberg.

- Rechenweg: DRG I20B: 1,816 x 383,42 € = 696,29 €
- Rechenweg: DRG I20D: 1,155 x 383,42 € = 442,85 €

Bei einer durchschnittlichen Verweildauer von 2,34 Tagen und multipliziert mit 0,797 Pflegeerlös pro Tag, multipliziert mit 200 € Pflegeentgeltwert (von Juli 2022 bis Dezember 2022). Ergibt dieses einen Pflegeentgeltwert von 373 €

- Rechenweg: 2,34 x 0,797 x 200 € = 373,996€

OPS 2022	Seite	Bezeichnung OPS 2022	Kategorie	OP-Leistungen	Überwachung	Nachbehandlung Überweiser	Nachbehandlung Operateur	Narkose
5-041.9	↔	Exzision und Destruktion von (erkranktem) Gewebe von Nerven: Nerven Fuß	O2	31242/36242	31503/36503	31614	31615	31822/36822

Abschnitt	Präoperative Leistungen	Ambulant / Belegärztliche OP	Postoperative Überwachung	Postoperative Behandlung	Anästhesie
Berechtigte	Ärzte nach Kap. 3 und 4	Operateur (Genehmigung erforderlich)	Entweder Operateur oder Anästhesist	Entweder durch Operateur oder auf Überweisung	Entweder Operateur oder Anästhesist
Leistungen	GOP 31010 bis 31012 (altersabhängig) Auch zur Vorbereitung belegärztlicher Operationen zulässig	GOP 31242 Bei mehreren OP ist nur der höchstbewertete Eingriff berechnungsfähig.	GOP 31503 Dauer von mehr als 2 Std. – GOP 01910 Dauer von mehr als 4 Std. – GOP 01911 Infusion – GOP 02100 Beobachtung und Betreuung – GOP 05350	GOP 31614 oder GOP 31615 (Nachbehandlungs-komplex Operateur oder weiterbehandelter Arzt) Nicht am OP-Tag berechnungsfähig	Fakultativer Leistungsinhalt: Anästhesien nach der GOP 05320 Leistungen in derselben Sitzung / Leistungen im Behandlungsfall: GOP 02100, GOP 0320, GOP 02321, GOP 02322, GOP 02323, GOP 02330
Leistungsausschlüsse	Gemäß Anmerkung zu den GOP	Präambel 31.2.1 Nr. 8 i.V.m Präambel Anhang 2 Nr. 5 und 6 (Zeitraum von 3 Tagen) und die Präambel 36.2.1	Präambel 31.3 / 36.3; gemäß Anmerkung zu den GOP	Gemäß Anmerkung zu den GOP (Zeitraum 21 Tagen)	Gemäß Anmerkung zu den GOP
Kosten	5 – 18 Jahre 16 € 19 – 54 Jahre 12,84 € 55 – 75 Jahre 16,67€ Ab 76 Jahren 22,53 €	166,51 €	54,98 €	19,15 € - GOP 31614 12,28 € - GOP 31615	151,64 € - GOP 31822 90,92 € - GOP 36822

ICD	OPS	MDC	DRG	PCCL
M20.02	5-041.9	08	I20B oder I20D	0

Tabellarische Darstellung 2

3. Diagnostische Amniozentese (Amnionpunktion)

Bei einer Amniozentese ist nur ein einmaliger Eingriff erforderlich. Hier wird lediglich die Punktion vom durchführenden Arzt abgerechnet. Auf dem ÜW-Schein vom KH zum zuständigen Facharzt sollte hier die GOP und der Tag der Durchführung benannt werden. Zusätzliche Kosten wie Narkose oder Nachbehandlung von OP-Wunden können nicht berechnet werden, dieses werden aufgrund des minimalen Eingriffs nicht benötigt.

Die Berechnung setzt eine Genehmigung der KKV nach der Ultraschallvereinbarung gemäß § 135 Abs. 2 SGB V voraus. Diese Fruchtwasseruntersuchung gehört zu den sogenannten IGeL-Leistungen, wenn aus ärztlicher Sicht kein Anlass für die Punktion besteht. Die Kosten für werdende Eltern können bis zu 700 € betragen.

Diagnostische Amniozentese (Amnionpunktion), erzielt einen Gesamterlös von 202,83 Euro. Dieses errechnet sich aus dem Relativgewicht von 0,529 Pkt. multipliziert mit dem Basisfallwert von 383,42 € aus Baden – Württemberg.

- Rechenweg: DRG O65A: 0,529 x 383,42 € = 202,83 €

OPS 2022	Seite	Bezeichnung OPS 2022	Kategorie		
1-852	↔	Fruchtwasserentnahme durch Amniozentese unter Unterschallsicht	E2		
Abschnitt		**Präoperative Leistungen**	**Punktion 1**	**Punktion 2**	**Abdominale Sonographie**
Berechtigte		Ärzte nach Kap. 3 und 4	Fachärztliche Grundversorgung	Fachärztliche Grundversorgung	Fachärztliche Grundversorgung
Leistungen		GOP 01781	GOP 02340	GOP 02341	GOP 33042
Leitungsausschlüsse		Gemäß Anmerkung zu den GOP	Im Zeitraum von 21 Tagen nach Erbringung einer Leistung des Abschnitts 31.2	Im Zeitraum von 21 Tagen nach Erbringung einer Leistung des Abschnitts 31.2	Höchsten zweimal berechnungsfähig
Kosten		58,92 €	5,07 €	15,43 €	16,11 €
ICD		**OPS**	**MDC**	**DRG**	**PCCL**
026.88		1-852	14	O65A	0

Tabellarische Darstellung 3

4. Arthroskopische Operation an der Synovialis: Synovektomie, partiell: Oberes Sprunggelenk

Bei der nachfolgenden genannten Tabelle sind die OPS-Kodierungen von 2022 aufgeführt. Stand Oktober 2022

Hierbei handelt es sich um die 811.2k, die in der Kategorie E2 eingeordnet werden. Die OP-Leistung wird über die GOP 31142 oder GOP 36142 abgerechnet. Dieses kann sowohl für ambulante als auch für belegärztliche Operationen verwendet werden und ist kostenabhängig vom Alter des Pat. Die Kosten hierfür betragen laut KBV für 2022 252,14 €, im EBM-Katalog. Für die postoperative Überwachung wird die GOP 31503 von Operateur oder Anästhesist verwendet. Bei der komplikationsfreien Überwachung, betragen die Kosten für 2022 54,98 €, laut KBV im EBM-Katalog. Hier ist es wichtig den OPS-Kode mit aufzuführen sowie eine Begründung bei Revisionen und Zweiteingriffen innerhalb von drei Tagen anzugeben.

Bei der postoperativen Behandlung kommt es darauf an, wer die OP durchgeführt hat. Wenn der Operateur einen Überweisungsschein zu einem Hausarzt ausstellt, ist dieser mit der GOP 31600 abzurechnen. Der Operateur selbst kann auch die Nachbehandlung abrechnen über GOP 31615, dies ist nur ab dem Folgetag der OP zu berechnen. Anderenfalls erhält der Operateur keine Vergütung über diese erbrachte Leistung. Diese kann nur einmalig im Zeitraum von 21 Tagen nach Erbringung einer Leistung abgerechnet werden. GOP 31614 zählt zu der Nachbehandlung per Überweisung und die GOP 31615 fällt unter die Nachbehandlung durch den Operateur. Der Operateur muss auf dem ÜW-Schein die GOP und den OP-Tag mit angeben.

Die Narkose wird auch entweder durch Operateur oder Anästhesisten abgerechnet.

Erfolgen mehrere operative Prozeduren unter einer Diagnose und/oder über einen gemeinsamen operativen Zugangsweg, so kann nur der am höchsten bewerte Eingriff vergütet. (vgl. KVS-Sachen)

Diagnostische Arthroskopie des Hüftgelenk als ambulante OP, erzielt einen Gesamterlös von 294,47 Euro. Dieses errechnet sich aus dem Relativgewicht von 0,768 Pkt. multipliziert mit dem Basisfallwert von 383,42 € aus Baden – Württemberg.

- Rechenweg: DRG I59Z: 0,768 x 383,42 € = 294,47 €

Bei einer durchschnittlichen Verweildauer von 2,34 Tagen und multipliziert mit 0,797 Pflegeerlös pro Tag, multipliziert mit 200 € Pflegeentgeltwert (von Juli 2022 bis Dezember 2022). Ergibt dieses einen Pflegeentgeltwert von 373 €

- Rechenweg: 2,34 x 0,797 x 200 € = 373,996€

OPS 2022	Seite	Bezeichnung OPS 2022	Kategorie	OP-Leistungen	Überwachung	Nachbehandlung Überweiser	Nachbehandlung Operateur	Narkose
5-811.2k	↔	Arthroskopische Operation an der Synovialis: Synovektomie, partiell: Oberes Sprunggelenk	E2	31142/36142	31503/36503	31614	31615	31822/36822

Abschnitt	Präoperative Leistungen	Ambulante / Belegärztliche OP	Postoperative Überwachung	Postoperative Behandlung	Anästhesie
Berechtigte	Ärzte nach Kap. 3 und 4	Operateur (Genehmigung erforderlich)	Entweder Operateur oder Anästhesist	Entweder durch Operateur oder auf Überweisung	Entweder Operateur oder Anästhesist
Leistungen	GOP 31010 bis 31012 (altersabhängig) Auch zur Vorbereitung belegärztlicher Operationen zulässig	GOP 31142 Bei mehreren OP ist nur der höchstbewertete Eingriff berechnungsfähig.	GOP 31503 Dauer von mehr als 2 Std. – GOP 01910 Dauer von mehr als 4 Std. – GOP 01911 Infusion – GOP 02100 Beobachtung und Betreuung – GOP 05350	GOP 31614 oder GOP 31615 (Nachbehandlungs-komplex Operateur oder weiterbehandelter Arzt) Nicht am OP-Tag berechnungsfähig	Fakultativer Leistungsinhalt: Anästhesien nach der GOP 05320 Leistungen in derselben Sitzung / Leistungen im Behandlungsfall: GOP 02100, GOP 0320, GOP 02321, GOP 02322, GOP 02323, GOP 02330
Leistungsausschlüsse	Gemäß Anmerkung zu den GOP	Präambel 31.2.1 Nr. 8 i.V.m Präambel Anhang 2 Nr. 5 und 6 (Zeitraum von 3 Tagen) und die Präambel 36.2.1	Präambel 31.3 / 36.3; gemäß Anmerkung zu den GOP	Gemäß Anmerkung zu den GOP (Zeitraum 21 Tagen)	Gemäß Anmerkung zu den GOP
Kosten	5 – 18 Jahre 16 € 19 – 54 Jahre 12,84 € 55 – 75 Jahre 16,67€ Ab 76 Jahren 22,53 €	252,14 €	54,98 €	19,15 € - GOP 31614 12,28 € - GOP 31615	151,64 € - GOP 31822 90,02 € - GOP 36822

ICD	OPS	MDC	DRG	PCCL
Ø	5-811.2k	08	I59Z	0

Tabellarische Darstellung 4

Fazit

In allen vier Fällen wird bei einem stationären Aufenthalt ein Tagessatzentgelt von 10 Euro erhoben. Dieses beträgt im Jahr maximal 280 Euro pro Patient. Das Tagessatzentgelt wird direkt vom Krankenhaus mit dem Versicherten selbst abgerechnet. Bei vor- sowie nachstationären Behandlungen entfällt der Tagessatzentgeltbetrag. Ebenfalls kein Tagessatzentgelt ist fällig bei stationärem Aufenthalt im Zusammenhang einer Entbindung. Da die stationäre KH-Entbindung nicht als KH-Behandlung im klassischen Sinne zählt. Bei privaten Krankenversicherungen werden keine Zuzahlungen verlangt.

Die Höhe der DRG-Fallpauschalen richtet sich hautpsächlich nach Krankheitsart (Diagnose), Operation und Schweregrad der Erkrankung. Patienten und Patientinnen mit leichten Erkrankungen zahlen somit weniger als Patienten und Patientinnen mit schweren, aufwändig zu behandelnden Erkrankungen. Mit der Fallpauschale wird eine genau definierte Erkrankung und deren Behandlung in einer bestimmten Bandbreite der Verweildauer vergütet. Innerhalb dieser Bandbreite wird die gleiche Pauschale unabhängig von der tatsächlichen Verweildauer der Patientin bzw. des Patienten gezahlt. Die Höhe der Fallpauschale ist für eine mittlere Verweildauer innerhalb dieser Bandbreite kalkuliert. Für Patientinnen und Patienten mit einer deutlich längeren bzw. kürzeren Verweildauer werden in der Regel Zu- oder Abschläge auf die Fallpauschalen erhoben.

In eng begrenzten Ausnahmefällen, in denen dies für eine sachgerechte Vergütung erforderlich ist, können ergänzend zu einer Fallpauschale insbesondere für aufwändige Arzneimittel, einzelne Leistungen und Leistungskomplexe Zusatzentgelte berechnet werden. Die Kalkulation der Fallpauschalen und Zusatzentgelte beruht auf den Leistungs- und Kostendaten deutscher Krankenhäuser.

Ein Fallpauschalensystem übt grundsätzlich einen Anreiz aus, die Verweildauer der Patientinnen und Patienten im Interesse des Krankenhauses zu verkürzen und damit medizinisch nicht erforderliche Liegezeiten abzukürzen. (bundesgesundheitsministerium.de)

Literaturverzeichnis

Behrends, B. (2013). Praxishandbuch Krankenhausfinanzierung. Berlin: Medizinisch Wissenschaftliche Verlagsgesellschaft Berlin.

Bundesgesundheitsministerium URL: https://www.bundesgesundheitsministerium.de/abrechnung-krankenhausleistungen.html [letzter Zugriff: 30.11.2022]

Diego-Kataloge URL: https://diego.one/browser [letzter Zugriff: 30.11.2022]

DRG-System URL: https://www.drg-research-group.de/ [letzter Zugriff: 30.11.2022]

InEK . (2012). Wir über uns. Abgerufen am 24. August 2013 von http://www.gdrg.de/cms/Das_Institut/Wir_ueber_uns

KBV URL: https://www.kbv.de/html/online-ebm.php [letzter Zugriff: 30.11.2022]

Klauber, J., Geraedts, M., & Friedrich, J. (2012). Krankenhaus-Report 2013. (J. Wasem, Hrsg.) Stuttgart: Schattauer.

Orthomol URL: https://www.orthomol.com/de-de/lebenswelten/kinderwunsch/fruchtwasseruntersuchung [letzter Zugriff: 30.11.2022]

Reimbursemet URL: https://reimbursement.institute/glossar/drg/ [letzter Zugriff: 30.11.2022]

RWI. (Mai 2012). Mengenentwicklung und Mengensteuerung stationärer Leistungen. Abgerufen am 24. August 2013 von http://www.rwi-essen.de/media/content/pages/publikationen/rwiprojektberichte/PB_GKV_Menge_stat_Leistung.pdf

KVS, Kassenärztliche Vereinigung Sachsen URL: https://www.kvs-sachsen.de/mitglieder/abrechnung/ambulante-und-belegaerztliche-operationen/ [letzter Zugriff: 30.11.2022]

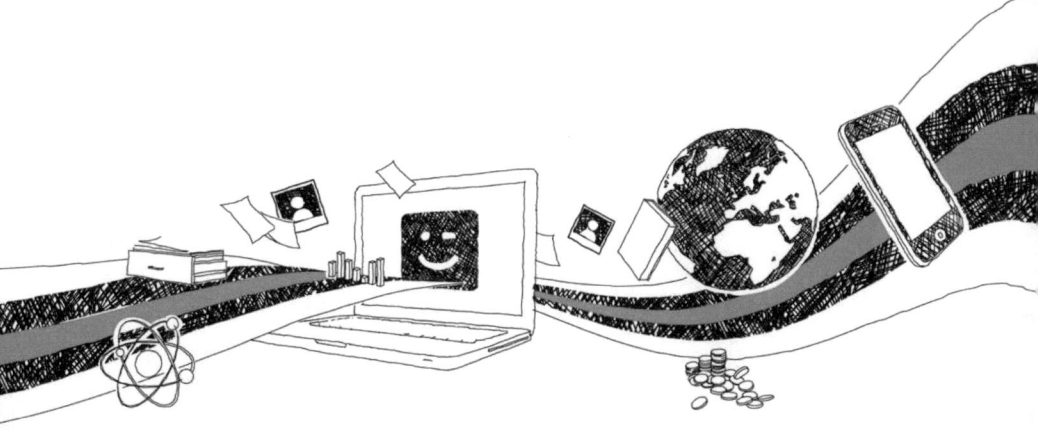
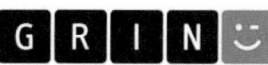